DU TRAITEMENT

DE LA

PHTISIE LARYNGÉE

PAR LE

Dr C. ASTIER

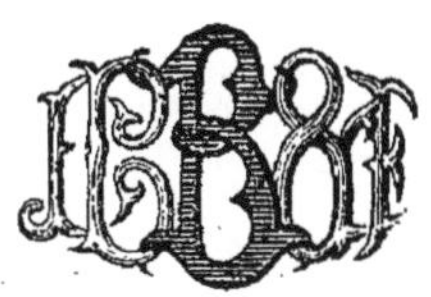

PARIS

LIBRAIRIE J.-B. BAILLIÈRE ET FILS

19, RUE HAUTEFEUILLE, près du boulevard Saint-Germain.

—

1887

DU TRAITEMENT

DE LA

PHTISIE LARYNGÉE

IMPRIMERIE ÉMILE COLIN, A SAINT-GERMAIN

DU TRAITEMENT

DE LA

PHTISIE LARYNGÉE

PAR LE

Dr C. ASTIER

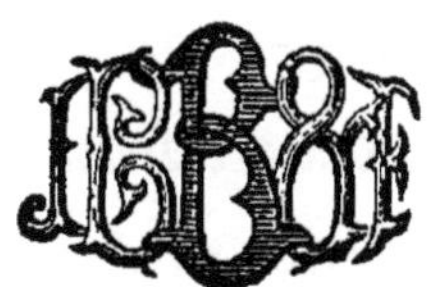

PARIS

LIBRAIRIE J.-B. BAILLIÈRE ET FILS

19, RUE HAUTEFEUILLE, près du boulevard Saint-Germain.

—

1887

DU TRAITEMENT

DE LA

PHTISIE LARYNGÉE

La phtisie laryngée est à l'ordre du jour, et il nous paraît intéressant de faire, pour ainsi dire, la revision des moyens thérapeutiques mis à notre disposition pour combattre cette affection.

Tout d'abord, faisant notre profession de foi, nous dirons que nous croyons : 1° à la possibilité de retarder pour un temps plus ou moins long la formation d'ulcères tuberculeux dans un larynx menacé, lorsque le malade se présente à nous au début d'une laryngite suspecte ; 2° à la possibilité d'obtenir la cicatrisation d'un ulcère tuberculeux.

Nous nous hâtons toutefois d'ajouter que, jusqu'à présent du moins, nous n'osons affirmer une guérison définitive.

Parce que nous aurons obtenu une amélioration de l'état local, amélioration parfois considérable, serons-nous en droit de croire que nous avons triomphé de la tuberculose? Non, malheureusement; et la maladie, avec sa force de diffusion si considérable, ne tardera pas à se manifester à nouveau, et les altérations pulmonaires, ordinairement antérieures aux laryngées, continueront leur évolution.

N'est-ce pas déjà cependant avec une certaine satisfaction que nous sommes en droit de considérer les résultats que nous pouvons obtenir : retarder l'éclosion de la tuberculose ; — diminuer les douleurs parfois intolérables qu'on observe au cours de la période ulcéreuse de la phymie laryngée.

Pour arriver à ce but, examinons les différentes situations dans lesquelles nous pouvons nous trouver lorsque le malade vient réclamer nos soins. Disons, à ce propos, combien il est regrettable que l'usage de la laryngoscopie ne soit pas plus répandu. La plupart du temps, quand un malade se présente à nous, il a déjà vu plusieurs de nos confrères qui, peu ou point familiarisés avec le maniement du laryngoscope, ont négligé l'examen du larynx, malgré la voix enrouée, malgré le sentiment de sécheresse, d'ardeur de la gorge, accusé par le malade. Il faut que les signes de tuberculose du poumon, la fièvre, l'amaigrissement, fassent songer à la possibilité d'une lésion tuberculeuse du larynx pour que le malade nous soit adressé. Nous nous trouvons en présence de lésions déjà avancées qui, par cela même qu'elles sont anciennes, laissent moins de chances de succès au traitement local.

Sans doute la tuberculose laryngée primaire est rare, est même une exception, mais on peut parfaitement admettre que le larynx est assez souvent atteint en même temps ou presque en même temps que le poumon. Et alors que les signes stéthoscopiques sont encore nuls, l'examen laryngoscopique peut déjà révéler un léger boursouflement, une rougeur un peu exagérée de la région arythénoïdienne, qui feront de suite penser à la possibilité d'une tuberculose à son premier pas. Et qui sait si, à ce moment où l'économie n'a pas eu encore d'assaut bien grave à soutenir, où l'état général est encore à même de résister, qui sait si un changement de climat, d'habitudes, si un régime tonique ne permettraient pas d'empêcher l'évolution tuberculeuse.

Examinons donc les moyens que nous avons de combattre la phymie laryngée.

I. — D'abord dans la période qui précède l'apparition des ulcérations.

II. — Ensuite dans la période ulcéreuse.

I

MOYENS DE COMBATTRE
LA PHTISIE LARYNGÉE DANS LA PÉRIODE QUI PRÉCÈDE L'APPARITION DES ULCÉRATIONS

Un malade tousse depuis quelque temps ; l'examen de sa poitrine a révélé des signes suspects : obscurité ou dureté de la respiration, expiration prolongée, soufflante, voire même quelques craquements du côté des sommets. Sans aucun doute il y a déjà des tubercules en voie d'évolution. Si l'on examine le larynx à ce moment, souvent on le trouve sain ; mais parfois on constate déjà de la congestion de la muqueuse de la partie arythénoïdienne. Cette localisation de la laryngite à la paroi postérieure doit de suite donner l'éveil.

Schœffer a signalé l'importance diagnostique à cette période de ces enrouements occasionnés par des parésies unilatérales des sphyncters du larynx ; il a signalé aussi la différence de largeur et la congestion du bord libre de la corde vocale correspondant au côté malade.

C'est à cette première période que le traitement médical trouve surtout son emploi : l'arséniate de soude, l'huile de foie de morue, créosotée ou non, la glycérine, le phosphate de chaux servent à relever l'organisme, à lui permettre de lutter. En hiver, les stations dans les pays à température constante ; en été les cures d'eaux minérales ont une action dont on ne peut nier la valeur. Après une saison passée à Saint-Honoré, au Mont Dore, on peut très bien observer un amendement considérable.

Il convient d'être très prudent en fait de traitement local : les pulvérisations chaudes composées de vapeurs émollientes simples ou chargées d'eau distillée de laurier cerise ; les pulvérisations d'une eau très légèrement astringente faites matin et soir — attouchement du larynx deux fois, trois fois au plus par semaine avec une solution au 30e ou au 50e de chlorure de zinc, constituent un traitement suffisant.

Bien entendu, on fera en sorte de débarrasser le malade de toute glande lymphatique hypertrophiée qui sera accessible, de lui enlever les amygdales si elles présentent des cryptes remplies de matières caséeuses.

. Chez un sujet jeune, encore complètement apyrétique, chez qui les lésions pulmonaires sont fort peu avancées, on est en droit de compter sur une amélioration et de l'état général et de l'état local.

Mais, trop souvent, nous nous trouvons en présence de lésions plus accentuées ; il y a chute de l'épithélium, l'appareil glandulaire est envahi, des œdèmes existent ordinairement mous et pâles ; les cordes vocales sont le siège d'une arborisation plus ou moins intense, sont granuleuses. C'est peut-être à cette période qu'on retirera de bons effets des révulsifs appliqués au devant du cou, de l'application répétée de cautères audessus du cartilage thyroïde, comme le faisait Krishaber mais lorsqu'il y avait déjà chondrite.

Lorsque l'œdème est prononcé, et c'est souvent ce qui arrive les premières fois qu'on a un malade à examiner, l'administration trois ou quatre matins de suite d'une petite quantité de sulfate de soude, 6 à 10 grammes, les inhalations de vapeurs chaudes et les cautérisations laryngées avec une solution de nitrate d'argent au 20ᵉ, le feront assez rapidement diminuer, permettant de se rendre mieux compte des lésions existantes. Sur ces épiglottes, parfois énormes, qui obstruent presque entièrement l'orifice laryngé, l'application de pointes de feu, répétée à quelques jours d'intervalle, nous donne toujours de bons résultats.

En même temps qu'on soumettra le malade à une hygiène rigoureuse, à un régime le plus tonique possible (lait, viande crue, poudres de viande, alcool), on prescrira les pulvérisations astringentes :

Alun ou tanin ou sulfate de zinc.. 0.25 à 0.50 centigr.

> Teinture d'opium................ xxv gouttes.
> Eau........................... 40 gr.

Localement, M. Mackenzie recommande surtout le perchlorure de fer (4 grammes pour une once d'eau ou de glycérine). Nous employons de préférence les solutions de nitrate d'argent et celles de chlorure de zinc.

Le Dr Coupard emploie, depuis quelques mois, l'huile de genévrier et dit en avoir de bons résultats, à cette période catarrhale.

Comme il y a souvent beaucoup de mucosités dans le larynx, nous faisons toujours précéder l'introduction du pinceau d'une pulvérisation de chlorate de potasse ou de salicylate de soude à 2 ou 5 o/o.

Les Allemands se servent beaucoup plus que nous des insufflations de poudres. A cette période de la maladie, ils emploient l'alun, le tanin, le sulfate de zinc à 1 ou 2 parties pour 5 ou 10 de sucre de lait, le nitrate d'argent à 1 pour 10. La formule suivante est d'un usage journalier :

> Acétate de plomb................ 2 gr.
> Morphine....................... 0.2 décigr.
> Sucre de lait................... 10 gr.

II

MOYENS DE COMBATTRE LA PHTISIE LARYNGÉE
DANS LA PÉRIODE ULCÉREUSE

C'est surtout dans la période ulcéreuse de la phymie laryngée que le traitement local prend de l'importance. Ici l'intervention thérapeutique a deux buts.

1º Calmer les douleurs qui si souvent tourmentent les malades au plus haut degré, rendent la nutrition impossible, s'exagèrent pendant les accès de toux ;

2ª Traiter l'ulcère lui-même.

Signalons de suite la cocaïne, ce médicament si précieux pour anesthésier momentanément le larynx, rendre facile certaines méthodes de traitement qui sans lui seraient très douloureuses.

Mais son action est trop éphémère, pour qu'on puisse songer à s'en servir autrement que comme un adjuvant.

Pour calmer les douleurs on a recours avant tout

aux préparations morphinées. Krishaber conseillait de badigeonner le larynx avec un pinceau trempé dans la solution :

> Extrait d'opium...................... āā o.5o centigr.
> Extrait de belladone :
> Dissous dans eau dist. de laurier-cerise. 20 gr.

Les pulvérisations morphinées, les inhalations de vapeurs d'eau, avec des espèces narcotiques, comme la jusquiame, le stramonium, réussissent moins bien et ont cet inconvénient que peu de narcotique arrive dans le larynx, comparativement à ce que les malades en avalent, malgré la recommandation qu'on leur fait de cracher le liquide qui leur reste dans la bouche. Schmidt avait préconisé l'emploi du baume du Pérou ; il a trouvé peu d'imitateurs.

Dans ces derniers temps on a parlé de la caféine, du menthol ; leur action est moins sûre que celle de la cocaïne, et non moins temporaire. La question d'économie, soulevée au début, n'a plus de raison d'être, le prix de la cocaïne ayant beaucoup baissé. On peut voir dans la *Tribune Médicale* qu'en 1882 le Dr Coupard faisait déjà usage de la coca comme agent anesthésicant. Il se servait de la teinture très concentrée, qui calmait les douleurs pendant plusieurs heures.

C'est encore à l'opium qu'on doit donner la préférence, soit sous la forme employée par Krishaber, soit sous forme d'insufflation de morphine. Trousseau l'employait déjà. Mackenzie conseille d'insuffler deux fois par jour 7 milligrammes de morphine mélangés avec de l'amidon ; il augmente la dose jusqu'à 3 centigrammes.

Moure emploie les pulvérisations bromo-morphinées (de 3o centigrammes de chlorhydrate de morphine à 1 gramme pour 5oo grammes d'eau distillée).

Nous préférons l'usage d'un tube insufflateur au moyen duquel nous déposons dans le larynx une certaine quantité de la poudre composée d'acétate de plomb et de morphine (2 grammes et 20 cent. pour 10 de sucre de lait).

Mais pour que la morphine puisse agir, venir au contact de la muqueuse, nous détergeons d'abord le larynx des mucosités, du pus qu'il contient au moyen de la pulvérisation d'une solution de chlorate de potasse ou de bicabornate de soude.

Ce traitement symptomatique doit avoir une limite, et le meilleur moyen de faire cesser les douleurs est encore de modifier les surfaces ulcérées.

Quoi de plus douloureux que les ulcérations siégeant sur l'épiglotte, sur les bords de cet organe? Les malades en arrivent à ne plus pouvoir avaler une gorgée de lait, à ne plus oser déglutir leur salive. Dans ce cas, les cautérisations avec le nitrate d'argent en nature, cautérisations énergiques et répétées dès que l'escarre est tombée, ne tardent pas à donner aux ulcères une surface rose, de bonne nature, bourgeonnante; le travail ulcératif s'arrête et l'odynphagie disparaît.

On obtient le même résultat, et plus promptement, avec le galvano-cautère.

On emploie souvent comme détersif et modificateur des surfaces ulcéreuses soit la teinture d'iode, soit la préparation suivante :

Iode	o.3o centigr.
Iodure de potassium..............	3 gr.
Glycérine	1o gr.

Les solutions plus ou moins concentrées de nitrate d'argent, les préparations phéniquées, l'acide chromique, ont été mis à contribution.

Le Dr Coupard se sert avec avantage de la liqueur de Villate, lorsque les ulcérations sont le siège d'une suppuration abondante.

Tous ces moyens concourent au même but : transformer une plaie de mauvaise nature et arrêter le travail ulcératif. Jusqu'à présent ceux auxquels nous donnons la préférence sont : d'abord le galvano-cautère, ensuite le nitrate d'argent fondu et fixé au bout d'une sonde par le refroidissement et qu'on peut facilement porter sur le point ulcéré.

Il est un médicament dont l'emploi nous a donné d'excellents résultats et nous avons été heureux d'entendre le Dr Moura en faire le panégyrique à la réunion de la Société française d'Otologie et de Laryngologie du 29 avril dernier : nous voulons parler de l'iodoforme.

Au début, nous employions les insufflations de poudre d'iodoforme ; malgré les bons résultats obtenus, nous étions souvent forcés d'abandonner l'usage de cet agent à cause du dégoût qu'il inspirait aux malades sous cette forme ; nous nous servons maintenant d'iodoforme très finement pulvérisé, tenu en suspension dans la glycérine, ce qui nous permet de faire des badigeonnages journaliers.

Ces badigeonnages, du reste, ne servent pour ainsi dire qu'à panser le larynx.

Ainsi, dans les formes végétantes, papillomateuses, polypeuses, on commencera par enlever ces productions au moyen de l'instrument tranchant ; ensuite seulement on appliquera l'iodoforme. Sur la muqueuse laryngée ulcérée l'iodoforme agit comme sur tout autre surface.

La phymie laryngée, comme nous le savons, s'accompagne souvent d'œdème : ce phénomène, surtout lorsqu'il est produit par des ulcérations des replis ary-épiglottiques ou quand il existe des nécroses étendues, peut avoir une marche aiguë et amener rapidement la suffocation.

Alors se pose la question de la trachéotomie.

On a beaucoup discuté sur l'opportunité de cette opération chez les tuberculeux ; dans ce travail aussi court, aussi résumé que possible, nous n'avons pas l'intention d'aborder la discussion de ce sujet. Nous dirons simplement que nous ne comprenons pas bien l'importance qu'on lui a donnée et nous estimons que la trachéotomie doit être pratiquée en toutes circonstances à moins que le malade soit dans un état de cachexie complet.

Pourquoi refuser à un malade qui asphyxie de par son larynx les bénéfices d'une opération aussi peu grave par elle-même ?

Mais si nous estimons que la trachéotomie doive être pratiquée comme moyen palliatif, nous sommes loin de prétendre, comme l'ont fait certains auteurs, qu'elle puisse avoir une bien heureuse influence sur l'évolution de la maladie laryngée ou sur le poumon.

Elle empêche le malade d'étouffer, elle pare à un accident : c'est tout ce qu'on est en droit de lui demander.

Donc, au cours d'une phtisie du larynx, par suite d'un œdème étendu ou de la formation de collections purulentes autour d'un cartilage nécrosé, si le malade est menacé d'asphyxie et que cette asphyxie seule mette en danger immédiat les jours de ce malade, nous estimons que la trachéotomie doit être faite sans hésitation.

Elle permettra de pratiquer ensuite les scarifications qu'on jugera convenables, d'ouvrir les collections purulentes, en un mot de continuer à soigner le larynx.

Pendant qu'on s'occupe du traitement local, il ne faut pas oublier la question de l'alimentation, question si importante et parfois si difficile à résoudre. Les douleurs qui accompagnent les mouvements de déglutition, le passage du bol alimentaire, peuvent être telles que le malade s'abstient de prendre quoi que ce soit par crainte de souffrir; d'autres fois l'épiglotte ulcérée ou immobilisée par l'œdème, laisse passer les aliments ou les liquides dans les voies aériennes, d'où accès de toux, étouffements, vomissements; enfin le malade peut ne pas manger simplement par dégoût insurmontable.

La cocaïne peut certainement ici rendre de grands services; mais es-il bien pratique d'avoir recours à ce médicament chaque fois que le malade veut avaler quelque chose ?

Delavan (voir la communication du Dr Beverley Robinson de New-York à la séance du 26 juin du septième congrès annuel de l'Association américaine laryngologique) soutient que l'introduction d'un tube de petit calibre dans la première portion seulement de l'œsophage permet de nourrir le malade sans souffrance, les ulcérations se trouvant protégées par le tube même contre toute irritation pouvant provenir du passage des aliments.

Lorsque l'épiglotte aura été en partie détruite, on conseillera au malade d'avaler des aliments compacts, épais, qui auront moins de tendance à tomber dans le larynx que les liquides.

Un de nos malades, à qui nous avions enlevé la presque totalité de l'épiglotte, a, pendant des mois, bu très facilement des potages et toute espèce de liquides nutritifs en s'allongeant sur le dos et laissant pendre la tête en dehors du lit.

Dans cette position, le liquide, pressé entre la base de la langue en haut et le voile du palais en bas, attiré par la pesanteur contre ce dernier, passait, au moment de l'acte de la déglutition, dans l'œsophage sans être tenté de dévier dans le larynx.

Quand on n'a plus que la ressource de la voie rectale, on peut se considérer comme désarmé.

Par les moyens que nous venons d'énumérer, on peut parfois, je dirai même assez souvent, voir se cicatriser un ou des ulcères tuberculeux du larynx. Mais, comme nous l'avons dit dès le début, ce n'est le plus souvent qu'une guérison momentanée.

On a, cependant, continué à chercher un agent qui modifiât plus complètement la muqueuse laryngée envahie par le tubercule et, depuis un peu plus d'une année, de nouveaux travaux ont paru à ce sujet.

Krause (1) relate les expériences qu'il a faites et les résultats qu'il a obtenus avec l'acide lactique.

Aussitôt, à Vienne, on s'occupe de ce nouvel agent; Rosenberg, Gottstein et surtout Jelinnek reprennent les expériences de Krause et confirment les résultats obtenus par lui.

(1) *Berl, Klin. Wochenschrift*, 20 juillet 1885.

L'acide lactique est un agent modificateur des plaies de mauvaise nature, s'attaquant, d'après Mosetig, aux tissus malades, ulcérés, respectant les parties saines, par exemple la muqueuse non altérée entourant les ulcérations.

Avec des solutions variant de 10 à 80 o/o, arrivant même à se servir d'acide lactique pur, Krause a obtenu la cicatrisation d'ulcères tuberculeux. La guérison a été prouvée à l'autopsie et par l'examen que Virschow a fait des pièces.

Jelinnek, à Vienne, va plus loin, et signale l'action heureuse de l'acide lactique sur tous les tissus tuberculeux œdematiés, hypertrophiés, végétants.

Enfin, à la session d'avril 1886 de la Société française d'Otologie et de Laryngologie, le Dr Hering de Varsovie fait lire son mémoire original relatant les résultats qu'il a obtenus au moyen de cet agent, dans son service de l'hôpital Saint-Roch de Varsovie, et dans sa clientèle particulière.

Résumant rapidement son intéressant travail, nous relevons les résultats suivants de 20 observations complètes :

Cicatrisation complète des ulcérations du larynx et amélioration notable de l'état général et des poumons.. 2 fois.

Cicatrisation des ulcères sans amélioration de l'état général.. 2 fois.

Cicatrisation presque complète des ulcérations et amélioration de l'état général et des poumons.. 2 fois.

Cicatrisation partielle des ulcères, mais récidives avec aggravation causée par le développement de la tuberculose pulmonaire et par la fièvre......... 2 fois.

Amélioration de l'aspect des ulcérations..... 3 fois.

Amélioration de la déglutition............... 3 fois.

Pas d'amélioration........................... 4 fois.

Mort... 4 fois.

Ce qui donne, dit-il :

> 4 guérisons complètes,
> 2 guérisons presque complètes
> 4 améliorations notables,
> 6 améliorations fonctionnelles.

Les ulcérations circonscrites, d'origine récente, peu nombreuses, siégeant sur les cordes vocales vraies et en second lieu sur l'épiglotte, se présentant chez un malade apyrétique, dont l'infiltration des poumons

n'est pas trop étendue, guérissent mieux que les ulcérations cratériformes, siégeant sur les fausses cordes
vocales ou sur la partie arythénoïdienne.

Ces dernières ulcérations ont besoin d'abord d'être
grattées au moyen de petites curettes inventées par le
Dr Hering; s'il y a des bords hypertrophiés, il faudra
en pratiquer l'ablation au moyen de la pince tran-
chante; s'il y a infiltration, œdème encore exempt
d'ulcérations, on aura recours aux incisions profondes,
d'après la méthode de Schmidt; enfin, s'il existe des
tissus dégénérés et tuberculeux, il faudra les enlever :
cartilages de Santorini, amygdales, luette.

Alors seulement on emploie, d'après le Dr Hering,
avec succès l'acide lactique. Il faut, dit-il, l'employer
d'une façon énergique et prolongée, soit en en endui-
sant les ulcérations, soit en l'appliquant directement
sur la région infiltrée ou altérée. Il commence par des
badigeonnages avec une solution de cocaïne à 10 ou 20
pour 100; puis applique l'acide en solution de 20 à 3o
pour 100 augmentant rapidement pour arriver, en quelques jours, à des solutions de 8o à 100 pour 100. Le
malade s'habitue très vite, la douleur devient bientôt si

peu vive qu'il n'a plus besoin de recourir à la cocaïne.

Il répète les badigeonnages à l'acide lactique tous les jours, jusqu'à formation d'eschare. Si la réaction, c'est-à-dire la production de gonflement et de dysphagie, n'est pas très grande, il continue les badigeonnages jusqu'à la chute de l'escarre ; mais alors l'application de la cocaïne et du laudanum est absolument nécessaire.

Contre les infiltrations résistantes il pratique des badigeonnages quotidiens sans crainte de provoquer des escarres.

Pour ces badigeonnages, le Dr Hering se sert d'un petit morceau d'ouate hydrophile fixé à une tige spéciale ; avec ce pinceau, il peut exercer une certaine force, fait de dix à quinze mouvements de frottement précipités dans le larynx, ce qui lui permet parfois de frotter jusqu'au sang.

Bien entendu il renonce à appliquer ce traitement énergique aux sujets épuisés, cachectiques, sans forces ni appétit.

En somme, l'emploi de l'acide lactique dans le traitement des ulcérations tuberculeuses du larynx ne présente de particulier que l'usage d'un nouvel agent, au moyen duquel on se propose toujours le même but : diminuer la dysphagie, désinfecter les ulcérations, raviver ces dernières pour en obtenir la cicatrisation.

L'acide lactique est-il préférable à l'iodoforme ? Nous n'avons pas encore assez employé le nouvel agent pour nous faire une opinion à ce sujet ; les malades chez qui nous avons appliqué le traitement préconisé par le Dr Hering se sont refusés à le continuer pendant un temps assez long pour arriver à un résultat probant.

Déjà plusieurs médecins de Berlin refusent de reconnaître à l'acide lactique la plupart des propriétés que lui attribuent ses premiers partisans. Le professeur Kaposi, de Vienne, l'accuse d'attaquer aussi bien les tissus sains que les tissus malades et prétend que son application est douloureuse.

L'avenir seul nous dira ce que nous sommes vraiment en droit d'attendre de cet agent.

A la séance du 29 novembre 1886 de la Société de

médecine interne berlinoise, M. Lublinski a présenté
deux cas de tuberculose laryngée guéris par l'emploi
de l'iodol. Une des malades avait une lésion assez pro-
fonde au niveau du repli interarythénoïde, l'autre un
épaississement notable avec ulcération du tiers posté-
rieur des deux cordes vocales ; les deux malades avaient
des tubercules dans le poumon, des bacilles tuberculeux dans le pus des ulcérations : la guérison fut complète, absolue.

Chez treize autres malades il y eut amélioration,
mais non guérison complète. M. Lublinski croit devoir
recommander l'emploi de l'iodol dans la tuberculose
du larynx ; il ne présente pas ce médicament comme
infaillible, mais il signale ses avantages : l'iodol ne
possède pas l'odeur désagréable de l'iodoforme, ne
cause aucune irritation, ne diminue pas l'appétit. Il
est facile à employer sous forme de poudre.

Au moyen d'une insufflation par jour, quelquefois
même d'une insufflation tous les deux jours, on voit
le fond des ulcères se nettoyer, se recouvrir de gra-
nulations ; la dysphagie cesse.

Pour nous résumer, nous répéterons ce que nous

avons déjà dit plusieurs fois : On peut obtenir la cicatrisation d'ulcères tuberculeux du larynx chez un malade qui n'est pas encore cachectique, en traitant ces ulcérations comme toutes les plaies de mauvaise nature, c'est-à-dire en les nettoyant, en les ravivant, en les pansant. Mais nous ne saurions, pour arriver à ce résultat, préconiser un agent à l'exclusion des autres. On a beaucoup parlé dans ces derniers temps du pouvoir de l'acide lactique ; il a des succès, il a des revers. Nous préférons encore l'iodoforme bien pulvérisé, en suspension dans la glycérine, avec lequel on peut faire tous les jours une application au pinceau. Lorsque les ulcérations présentent des bords décollés ou hypertrophiés, un fond grisâtre trop purulent, nous commençons par cautériser la plaie au galvano-cautère avant d'appliquer l'iodoforme. Et cette méthode nous donne des succès, comme du reste on en obtient aussi avec le tanin, l'acide borique, l'alun, l'acide chromique.

En terminant, il nous faut signaler le traitement du Dr Bergeon, au moyen des injections rectales d'acide carbonique et d'hydrogène sulfuré parfaitement purs et complètement privés d'air atmosphérique. Ce traitement a la prétention de s'attaquer directement au bacille tuberculeux et, en le stérilisant, de permettre aux lésions pulmonaires de s'amender et de guérir complètement.

« Dans certains cas, dit le Dr Morel, inventeur du gazo-injecteur destiné au traitement des affections des voies respiratoires d'après la méthode du Dr Bergeon, dans certains cas où les lésions pulmonaires s'accompagnaient d'ulcérations tuberculeuses du larynx et de l'arrière-gorge, ces lésions ont guéri d'elles-mêmes sans aucune cautérisation ni traitement local d'aucune sorte, par le seul contact du gaz sortant du poumon sur leur surface. Nous avons constaté ce résultat sur plusieurs malades et entr'autres chez une femme atteinte de phtisie pulmonaire et laryngée, avec douleurs vives au niveau des ulcérations du larynx et perte complète de la voix. A la suite du traitement par les injections rectales, M. le Dr Bergeon a observé chez cette femme non seulement la cicatrisation des lésions pulmonaires, mais encore des ulcérations du larynx. Les douleurs ont complètement disparu, mais les cordes vocales étaient détruites au moment où le traitement a été institué, la malade a conservé son aphonie ».

Dans le *Bulletin de Thérapeutique* du 15 janvier dernier, le Dr Maurice Dupont démontre que c'est à l'acide carbonique pur qu'il faut attribuer les bons effets des lavements gazeux. Il rappelle que c'est Priestley qui, le premier, se servit de cette méthode, et Percibal qui l'appliqua au traitement de la phtisie.

Le Dr Dupont (1) a publié les résultats obtenus par l'inhalation de l'acide carbonique et il se demande aujourd'hui (2) pourquoi le Dr Bergeon qui, au moyen de ses lavements, ne fait absorber à ses malades que 4 litres d'acide carbonique par jour, ne préfère pas les inhalations qui permettent de faire absorber jusqu'à 60 litres de gaz par 24 heures. Car, dit-il, « si l'hydrogène sulfuré doit être supprimé comme inutile et

(1) Thèse inaugurale du 25 janvier 1882.
(2) Voir le *Bulletin de thérapeutique* du 15 janvier 1887.

difficile à manier, que doit-il rester du lavement ga-zeux? »

Il en reste l'usage de l'acide carbonique qui doit être employé à dose de plusieurs litres comme anes-thésique, antiseptique, comme aliment d'épargne, et comme stimulant des organes digestifs.

Janvier 1887.

IMPRIMERIE ÉMILE COLIN, A SAINT-GERMAIN